AF298950

ASSOCIATION FRANÇAISE

POUR

L'AVANCEMENT DES SCIENCES

FUSIONNÉE AVEC

L'ASSOCIATION SCIENTIFIQUE DE FRANCE

(Fondée par Le Verrier en 1864)

Reconnues d'utilité publique

CONGRÈS DE LYON

(2-7 Août 1906)

12e SECTION (SCIENCES MÉDICALES)

Président M. le Professeur TEISSIER

PATHOGÉNIE DES ANKYLOSES

ET PARTICULIÈREMENT

DES ANKYLOSES VERTÉBRALES

RAPPORT PRÉSENTÉ

Par le Dr André LERI

PARIS

AU SECRÉTARIAT DE L'ASSOCIATION

Hôtel des Sociétés savantes

28, RUE SERPENTE, 28

1906

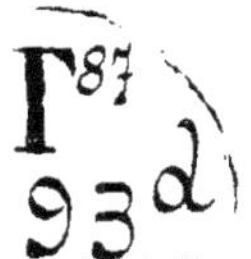

PATHOGÉNIE DES ANKYLOSES

ET PARTICULIÈREMENT

DES ANKYLOSES VERTÉBRALES

PAR

le Docteur André LERI

Dans ce rapport, nous envisagerons presqu'*exclusivement* la pathogénie des ankyloses *vertébrales*.

Pour bien délimiter le sujet, nous en éliminons d'abord complètement les fausses ankyloses, les immobilisations du rachis par contractures musculaires. Les ankyloses *vraies* peuvent elles-mêmes être osseuses ou fibreuses. Bien qu'elles ne soient certainement pas les plus fréquentes, c'est aux seules ankyloses vertébrales *osseuses* que nous bornerons la présente étude pathogénique, à celles qui, dues soit à une néoformation d'os véritable, soit à une calcification ou crétification anormale, subsistent et peuvent être étudiées *sur le squelette* dépourvu de toutes les parties molles.

Ainsi limitée, l'étude est encore assez vaste et complexe[1]. La pathogénie des ankyloses est des plus discutée quand il s'agit des articulations les plus nettement isolées et les plus superficielles, comme le genou, le coude, les articulations des doigts; à plus forte raison cette pathogénie est-elle fort difficile à élucider quand il s'agit d'une longue colonne, profondément située, fort peu accessible aux palpations, entièrement constituée par une série d'os de petit volume réunis entre eux par des articulations multiples et par un grand nombre de ligaments, courts et longs, proches et à distance. Toutes ces parties peuvent, en effet, être atteintes isolément ou simultanément, et chacune d'elles peut être l'origine d'une néoformation ostéo-calcaire intervertébrale, d'une ankylose osseuse.

---

[1] « Ce sont, disait Charcot au début de ses leçons sur le rhumatisme chronique, les observateurs placés dans un hospice comme celui de la Salpêtrière qui seuls peuvent entreprendre un semblable travail; il est indispensable, en effet, pour remplir ce but, d'avoir sous les yeux un grand nombre de malades, afin de mieux pouvoir comparer entre eux les types si divers que peut affecter le rhumatisme chronique. » Ces phrases sont plus justement encore applicables aux ankyloses vertébrales; grâce à la libéralité de notre maître, M. Pierre Marie, nous avons pu disposer de l'immense matériel clinique réuni dans le seul hospice parisien comparable à la Salpêtrière, l'hospice de Bicêtre; c'est à sa bienveillance et à son enseignement que nous devons d'avoir pu entreprendre une tentative de classification pathogénique des ankyloses vertébrales.

Il en résulte que le rachis peut non seulement être ankylosé en totalité ou en partie, mais encore que toute ankylose vertébrale, *locale ou générale*, doit comporter de nombreuses variétés anatomiques et pathogéniques.

Ces variétés ont été à peine soupçonnées jusqu'ici, et l'on peut dire que l'étude des ankyloses vertébrales ne date guère que de ces dernières années. Ce n'est pas que des arthrites vertébrales, le rhumatisme chronique vertébral, la goutte vertébrale, n'aient été décrites depuis longtemps, mais, quand on lit les ouvrages des auteurs, on voit que les lésions les plus diverses ont été réunies dans une même description. Sans doute le moment n'est pas encore venu de séparer nettement et définitivement toutes ces diverses lésions suivant leur cause ; aussi chercherons-nous surtout à appeler l'attention sur *quelques-unes* des variétés d'ankyloses vertébrales que les recherches cliniques et anatomiques de ces dernières années ont permis d'individualiser.

I

D'une façon générale, *une ankylose osseuse, quel qu'en soit le siège*, peut reconnaître plusieurs mécanismes :

1° L'*arthrite*, l'inflammation de l'articulation, en est la cause de beaucoup la plus fréquente. Les divers tissus intra et périarticulaires, synoviale, os, cartilages, ligaments, tissu conjonctif périarticulaire, voir même tendons et muscles, peuvent prendre part à l'inflammation ; et, suivant les cas, la néoformation osseuse peut être surtout ou centrale ou périphérique, unissant surtout les os voisins par leurs surfaces articulaires ou par un manchon de jetées osseuses (ankylose « cerclée »). L'ankylose peut être le mode de terminaison de toute arthrite ; elle succède particulièrement à certaines arthrites sèches, plastiques, à certaines arthrites blennorragiques en particulier, à l'arthrite tuberculeuse souvent ; elle est l'aboutissant fréquent des arthrites polyarticulaires chroniques que l'on a fait rentrer indistinctement dans le groupe infiniment élargi et vague du rhumatisme chronique, arthrites dont les unes paraissent primitives, sont chroniques d'emblée et dues sans doute au simple état diathésique du sujet, dont les autres sont nettement consécutives à une infection, elle-même primitivement aiguë ou chronique, le rhumatisme articulaire aigu, la blennorragie, la tuberculose, etc.

2° De ces arthrites, il faut rapprocher, sans les confondre, les *dépôts* d'urate de soude qui se font progressivement dans les tissus intra et périarticulaires des goutteux, jusqu'à aboutir à l'ankylose complète, comme l'ont observé Garrod, Ranvier, Todd, Trousseau[1]. Dans ce cas, il n'y a pas inflammation proprement dite de l'article, mais simple dépôt de substances surabondantes dans le sang circulant.

3° Les *ostéites* spécifiques, tuberculeuses ou syphilitiques en particulier, déterminent au voisinage du foyer infectieux soit une raréfaction soit une condensation de l'os ; l'irritation de voisinage peut être poussée plus loin, qu'il y ait ou non intervention de l'agent microbien ou de sa

---

[1] Garrod, *De la goutte*, 1863. — Todd, *Remarques pratiques sur la goutte*, 1843. — Trousseau, *Cliniques de l'Hôtel-Dieu*, t. III, p. 328.

toxine, les tissus périarticulaires peuvent s'ossifier, et l'ankylose osseuse en résulte, sans même que l'articulation proprement dite ait été touchée. Ce n'est pas le cas ordinaire et, si la tuberculose locale paraît déterminer plus fréquemment des ankyloses osseuses au niveau du rachis, qu'au niveau de toute autre partie du squelette, c'est en vertu d'un mécanisme tout différent sur lequel nous aurons à revenir plus loin.

4° A la suite d'un traumatisme, les *ligaments* peuvent être déchirés, désinsérés, arrachés, déterminant des épanchements séreux et sanguins, intra ou périarticulaires ; ils entraînent souvent des parcelles plus ou moins importantes du périoste, de l'os ou du cartilage voisin ; ces lésions se réparent souvent par des épaississements périostiques et des néoformations osseuses. Ces faits ont été constatés au niveau des différentes articulations ; ils ne déterminent guère une ankylose osseuse véritable èt complète des articulations des membres ; cependant, ils ne sont peut-être pas sans importance dans la formation des ankyloses si particulièrement fréquentes à la suite des arthrites traumatiques. Au niveau de la colonne vertébrale les articulations ont un développement très minime comparé à celui de quelques grands ligaments ; aussi le rôle des altérations et des réparations ligamentaires nous a paru de première importance pour la détermination de certaines ankyloses post-traumatiques.

5° Il est enfin une cause d'ankylose osseuse dont le rôle a été jusqu'à ce jour absolument méconnu et qui, du moins pour le rachis, nous paraît être fort importante. Nous voulons parler de *l'ossification des ligaments par « adaptation fonctionnelle »*.

Nous ne connaissons qu'un seul travail où cette ossification ait été envisagée : c'est un article de Holzknecht[1], paru en 1902 *(Wiener Klin, Rundschau*, n° 4o) intitulé: « L'importance de l'adaptation fonctionnelle pour la pathogénie de l'ossification anormale du tissu conjonctif. » Dans ce remarquable travail, l'éminent radiologiste allemand, à l'aide des rayons de Rœntgen, a confirmé pour le tissu conjonctif (pris dans son sens le plus large) la « loi de tranformation des os » appliquée par Julien Wolff[2] à l'étude de la structure intime du tissu osseux, à savoir : « L'exagération de pression et de traction, en raison de la stimulation trophique de la fonction et dans l'intérêt de la statique, a pour résultat la formation d'un matériel qui soit en état de réaliser la résistance exigée ».

Holzknecht joint à sa communication un certain nombre de radiographies de lésions traumatiques (fractures, luxations) et d'arthropathies nerveuses ; ces radiographies sont des plus démonstratives à l'appui de cette thèse qu' « il existe, dans des conditions de charge devenues anormales, des néoformations de substance osseuse dans les parties molles ; ces néoformations compensent d'une manière grossière, et ainsi d'autant plus frappante, la statique troublée de l'os... Elles surviennent alors que le squelette ne peut pas réparer le trouble par une transformation de sa propre substance interne .. Leur apparition ne survient pas au hasard çà et là,

---

[1] C'est à M. le Dr Béclère que nous sommes redevable de la connaissance de ce très intéressant article.

[2] J. Wolff, le Système de la morphologie osseuse *(Arch. de Virchow*, 1889). — Sur les changements de rapports entre la forme et la fonction des différents produits de l'organisme, Leipzig, 1901.

L.

elle ne paraît être jamais primitive, mais toujours secondaire, et les modifications primitives sont toujours de grossières destructions du squelette, du soutien passif du poids du corps, qui d'une part diminuent notoirement sa solidité et d'autre part provoquent cette modification. Ce sont toujours des troubles de la stabilité, des luxations et des subluxations non réduites, des fractures non coaptées, des fléchissements d'os atrophiés, etc... des parties atteintes ; ils précèdent les ossifications en question des divers tractus conjonctifs. « Nous avons tenu à citer ces phrases mêmes de l'auteur allemand, car on ne saurait, à notre sens, mieux mieux définir « ce mode pathogénique d'ossification des capsules et de leurs renforcements, ligaments paraarticulaires, tendons, muscles et aponévroses sur lequel l'attention n'a guère été attirée jusqu'ici[1] ». Nous verrons qu'il nous a paru présenter surtout une importance capitale dans la genèse de certaines ankyloses vertébrales[2].

6° Le *système nerveux* paraît pouvoir jouer un rôle important, soit dans la production du processus pathologique ankylosant, soit dans sa répartition ou dans la régulation du processus ossifiant réparateur. Ce rôle a été mis en lumière pour l'arthrite déformante et le rhumatisme déformant par Weber, Mitchell et surtout par le professeur Teissier ; des autopsies de J. Teissier, de Touche et de nous-même semblent très confirmatives de la théorie du rhumatisme trophonévrotique.

II

Voyons dans quels cas les notions générales précédentes sont applicables aux *ankyloses vertébrales*.

Les ankyloses vertébrales sont locales ou générales.

Les ankyloses *locales*, de beaucoup les plus fréquentes, sont celles qui sont consécutives à l'existence d'un foyer infectieux local, surtout d'un *foyer tuberculeux*. Il n'est pas exceptionnel d'observer, quand un foyer tuberculeux siège dans un corps vertébral, l'ossification des disques qu séparent cette vertèbre des voisines. Mais uu fait nous a surtout frappé en examinant les innomblables pièces de mal de Pott que renferment les musées, à savoir : quand l'érosion profonde d'un corps vertébral tend à produire une inflexion en avant du rachis, quand surtout cette inflexion s'est déjà plus ou moins produite, c'est non pas en avant, entre les corps vertébraux, que se fait d'ordinaire l'ankylose, mais presque toujours en

---

[1] Malgaigne avait cependant signalé que les articulations surtout exposées à l'ankylose sont celles où par suite d'attitudes vicieuses, les ligaments sont constamment tiraillés.

[2] Holzknecht a ainsi démontré pour les membres une hypothèse que nous avions émise dès 1899 *(Revue de médecine*, p. 724) pour certaines ankyloses vertébrales. Le rôle de la pression et de la traction dans la genèse des néoformations osseuses péri-articulaires a reçu une importante confirmation expérimentale dans les intéressantes recherches de M. de Gauléjac *(Gaz. des hôp.*, 1901), sur l'anatomie pathologique et la pathogénie des lésions articulaires myopathiques ; en sectionnant certains muscles périarticulaires, M. de Gauléjac a vu se produire des néoformations osseuses autour des articulations ; en annihilant l'action des antagonistes par des sections nerveuses, et par conséquent en empêchant la traction, il y avait paralysie flasque sans néoformation osseuse.

arrière, entre les lames vertébrales, *loin du foyer tuberculeux*, par l'ossification des ligaments jaunes (fig. 1 et 2). De la façon la plus nette, dans ces
cas où une infection locale est la maladie primitive, l'ankylose n'est pas le
produit de l'infection, mais le résultat de l'ossification des ligaments
tiraillés, pour les besoins de « l'adaptation fonctionnelle ». Cette ossifica-

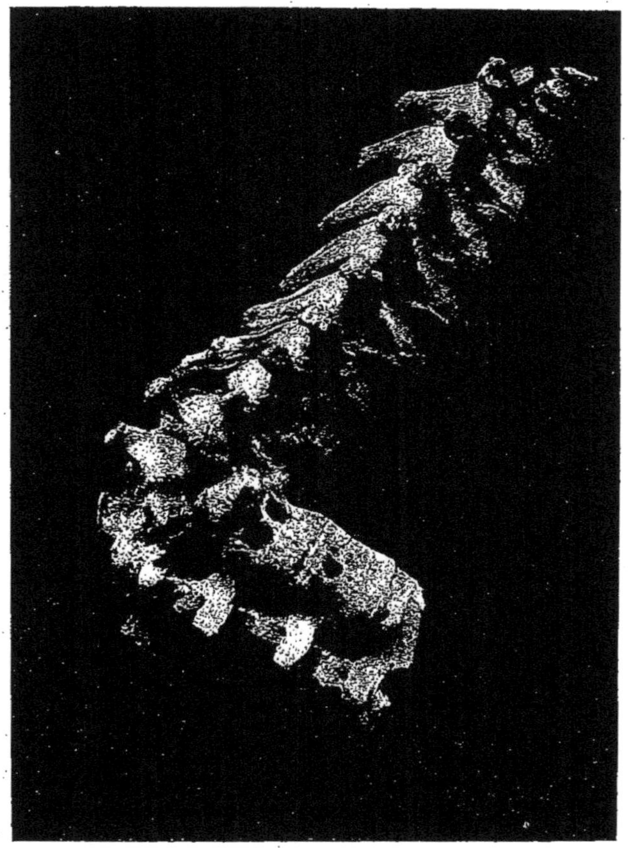

Fig. 1. — Pièce 258 G du Musée Dupuytren. Mal de Pott avec inflexion
angulaire nette par destruction des corps vertébraux.

tion a le même rôle que celle que Holzknecht a vu se produire dans les
ligaments interosseux quand, à la suite d'une fracture ou d'une luxation,
les deux os, soit de l'avant-bras, soit de la jambe, tendent à s'écarter l'un
de l'autre.

La *syphilis* des vertèbres paraît être assez exceptionnelle, si l'on en
juge par le très petit nombre de cas signalés et d'autopsies publiées
(Ollivier, Jasinsky, Fischer, Joachimsthal, Staub, Frœlich, Autenrieth,

Minich, Leyden, Fournier et Lœper [1]). Le « mal de Pott syphilitique » paraît généralement localisé à la colonne cervicale. On admet avec Leyden qu'il en existe deux formes : la forme ulcéreuse analogue au mal de Pott et la forme ostéophytique analogue au rhumatisme. Cette dernière serait spécialement ankylosante ; peut-être les très volumineuses exostoses ver-

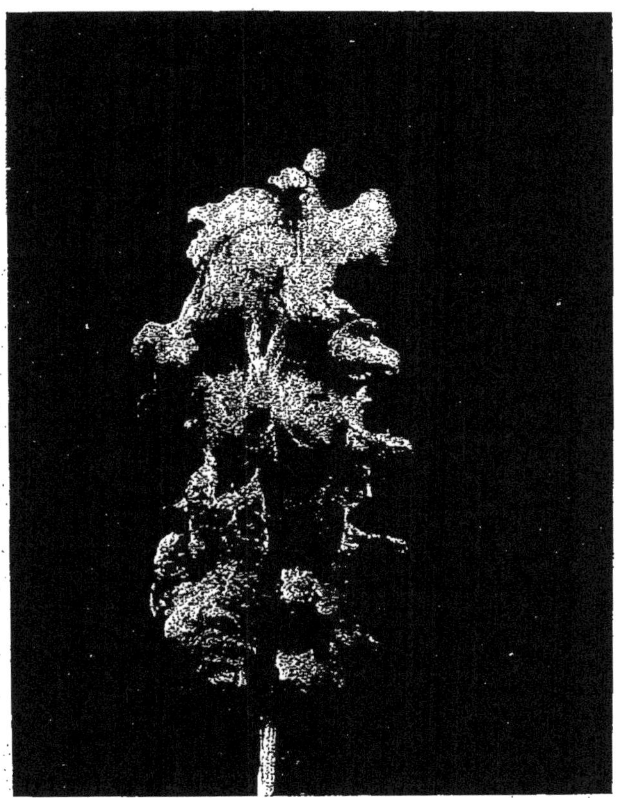

Fig. 2. — Même pièce vue en arrière : partie inférieure et sommet de l'angle. On voit l'ossification des ligaments jaunes qui joint, au sommet de la gibbosité, les lames vertébrales non atteintes elles-mêmes : cette ossification est la conséquence de la traction consi-dérable qui s'exerce sur ces ligaments jaunes ; ils se sont « adaptés » par ossification à leur nouvelle fonction.

tébrales que l'on constate sur certains squelettes appartiennent-elles sur-tout à la syphilis, mais on n'en a jusqu'ici aucune démonstration. Nous ne possédons aucune notion spécialement applicable à la pathogénie des ankyloses vertébrales syphilitiques.

Le *rhumatisme chronique* semble atteindre plus souvent la colonne

1. Fournier et Lœper, *Soc. de dermatol.* 1899.

vertébrale dans son ensemble que dans chacune de ses parties; Leyden en a pourtant décrit une forme cervicale, et Forestier, J. Teissier et Jouve[1] une forme cervico-dorsale et une forme dorso-lombaire. Les ankyloses paraissent beaucoup plus rares dans ces formes localisées que dans les formes généralisées ; leur anatomie, encore fort peu connue, et leur pathogénie ne paraissent rien présenter de spécial.

La *goutte* vertébrale a été décrite par Garrod, Braun, Albers, Leyden et Goldscheider, Lécorché ; elle présenterait aussi deux localisations prédominantes, la région lombaire et la région cervicale ; les dépôts uratiques provoqueraient des douleurs locales vives, des craquements articulaires, des signes de compression nerveuse, névralgies, amyotrophies, paraplégies, mais ils n'aboutiraient pas à l'ankylose véritable.

Dans les *scolioses*, de quelque origine qu'elles soient, il se fait souvent, plus ou moins tardivement, des ankyloses osseuses vertébrales. Ces ankyloses se font toujours avec prédominance du côté de la *concavité* de la courbure ; elles ont deux lieux d'élection :

1° Le bord latéral des disques intervertébraux où existent souvent de gros bourrelets osseux unissant les corps vertébraux voisins ; ces néoformations osseuses ont pour effet d'arrêter le mouvement de glissement de la vertèbre supérieure sur l'inférieure. Elles se trouvent là où la concavité est la plus prononcée, où les vertèbres sont le plus cunéiformes, où le disque intervertébral subit le maximum d'efforts de traction et les corps vertébraux le maximum de pression ;

2° Dans les scolioses prononcées, dans celles où les côtes se touchent presque, une ossification néoformée unit, du côté concave, les côtes et la colonne vertébrale d'une part, les côtes entre elles d'autre part. Si l'on réfléchit à la direction normale des gros faisceaux ligamenteux costo-transversaires, obliques de haut en bas et de dehors en dedans, de la côte supérieure vers l'apophyse transverse et de l'apophyse transverse vers la côte inférieure, on comprend que c'est forcément du côté où la vertèbre supérieure avec sa côte tend à glisser en dehors sur la vertèbre inférieure, c'est-à-dire du côté *concave*, que le tiraillement doit se faire ; du côté opposé le glissement tend au contraire à rapprocher les insertions de ces gros ligaments.

Cette ossification néoformée, intercostale et costo-vertébrale est donc encore à notre sens le résultat de la traction exagérée, de la surcharge, des ligaments et peut-être d'une portion des parties molles. C'est encore un effet de l'adaptation fonctionnelle; elle a pour résultat la formation d'une forte colonne osseuse qui vient limiter la tendance au glissement des vertèbres et renforcer, dans les scolioses avancées, l'ossification en pont des disques intervertébraux.

A la suite de *traumatismes*, une ankylose localisée de la colonne vertébrale peut certainement se produire de façon variable suivant le point sur lequel a porté le traumatisme, suivant sa nature et sa violence, suivant qu'il s'est ou non accompagné de fractures ou de luxations. Nous attirons seulement l'attention sur deux modes pathogéniques dont nous avons eu des exemples personnels :

---

[1] Forestier, *Arch. de méd.*, 1901. — *Iconog. de la Salpêtr.*, 1902. — J. Teissier, *Traité de médecine Brouardel-Gilbert*, 1904. — Rapport au Congrès de médecine de Liège, 1905. — Jouve, th. de Lyon, 1902.

1° A la suite d'une fracture d'un corps vertébral ayant produit une coudure angulaire ouverte en avant et ayant nécessité une laminectomie, l'ankylose réparatrice s'était faite surtout par la formation *en arrière*, au sommet de l'angle, de larges plaques osseuses formées par l'ossification

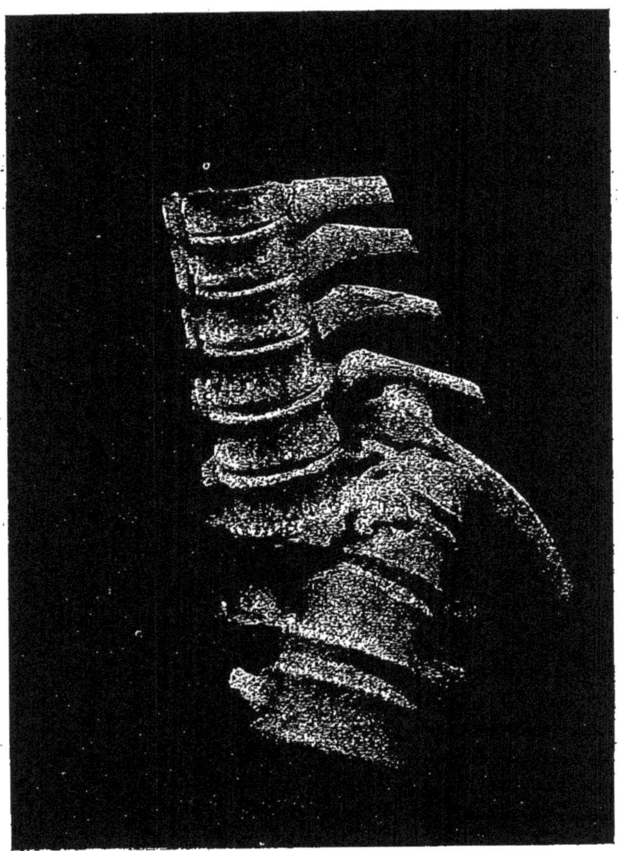

Fig. 3. — Pièce 4 A du Musée Dupuytren. Fracture de la deuxième vertèbre lombaire par un coup de tampon de locomotive ; mort 5 mois après. On remarque la bande osseuse épaisse néoformée (due à l'ossification soit du tissu conjonctif, soit du ligament vertébral déchiré) qui remonte sur les corps des 3e et 2e lombaires et qui, créée par la traction, à l'air d'être destinée à arrêter la descente du fragment supérieur.

des ligaments jaunes ; c'était donc une ossification par adaptation fonctionnelle tout à fait semblable à celles qu'on trouve dans les coudures d'origine pottique. Dans une très remarquable pièce du Musée Dupuytren (fig. 3) on voit une vertèbre complètement fracturée qui a glissé en avant des corps vertébraux voisins ; une bande osseuse néoformée remonte de la face antérieure de la vertèbre luxée sur les corps vertébraux devenus sus-jacents ; cette bande, très forte, retient manifestement toute la partie supérieure de la colonne ; l'ossification par adaptation fonctionnelle du tissu conjonctif, ou peut-être du ligament commun antérieur déchiré est, ici évidente.

2° Une balle de revolver était venue se loger dans un corps vertébral de la région lombaire supérieure où nous l'avons retrouvée ; sur une étendue de plusieurs vertèbres au-dessous et de six ou sept vertèbres au-dessus, une épaisse lame osseuse, occupant la plus grande partie de la place du grand ligament commun antérieur, unissait intimement tous les corps vertébraux ; de volumineux ostéophytes existaient au niveau des disques ; l'ossification était proéminente au maximum au niveau de la vertèbre atteinte par la balle. Dans ce cas, selon toute vraisemblance, le grand surtout ligamenteux antérieur avait été violemment arraché par le redressement brusque du rachis ; ayant ou non entraîné des fragments du périoste et des cartilages, il avait réagi par une ossification. Ce cas est intéressant en ce qu'il justifie pleinement l'explication pathogénique que nous avons admise pour une ankylose vertébrale beaucoup plus étendue, générale même au premier abord, la cyphose hérédo-traumatique.

Parmi les ankyloses vertébrales *générales*, les *maladies ankylosantes* de la colonne vertébrale, il faut tout d'abord faire une place absolument à part à la *Cyphose hérédo-traumatique,* décrite par Bechterew[1] et par Pierre Marie[2].

Au point de vue clinique, cette affection a une allure très spéciale : à la suite d'un traumatisme portant sur la région dorsale, douleurs rachidiennes et voussure brusque ou rapide, dans les jours qui suivent ; amélioration ; au bout de quelques mois, nouvelle période de douleurs avec cyphose et gibbosité très prononcée, progressivement croissante et définitive ; la courbure rachidienne peut cependant être améliorée par le repos horizontal et le port d'un corset. Cette déformation survient surtout chez des sujets dans les antécédents familiaux, et parfois personnels, desquels on trouve une tendance à la cyphose.

Cette singulière évolution avait amené les auteurs qui avaient observé des cas de cette affection à différentes conceptions pathogéniques. Kümmel[3] avait supposé que l'attrition des corps vertébraux par le traumatisme pouvait troubler leur nutrition au point d'en provoquer le ramollissement consécutif. L'hypothèse fut adoptée par Hattemer[4] et par Kaufmann, qui appela l'affection « cyphose secondaire traumatique ». Mikulicz et Henle[5] admirent la formation d'un hématome traumatique intra- ou extra-dure-mérien qui amènerait le ramollissement des vertèbres par la compression des racines et ganglions spinaux.

Nous avons eu la bonne fortune de pratiquer dans le service de M. Pierre Marie l'autopsie du malade observé par Pierre Marie et Astie, cette autopsie nous a amené à des conclusions inattendues tout à fait

[1] V. Bechterew, *Neurol. Centralbl.*, n° 13, 1893.
[2] P. Marie et Astié, *Presse médic.*, 6 octobre 1897.
[3] Kümmell, *Deutsch. med. Wochensch.*, 1895.
[4] Hattemer, *Beiträge zur klin. Chirurgie*, 1898.
[5] Henle, *Arch. f. klin. Chirurgie*, XX, p. 1, 1896.

différentes des hypothèses précédemment émises. Elle nous a prouvé qu'il s'agissait non pas d'un ramollissement vertébral, mais bien d'une ankylose osseuse, ainsi qu'on aurait déjà pu le supposer par la remarque fort juste de P. Marie que, « si on soumet le malade à la suspension, la cyphose disparaît, mais non la gibbosité ». La lésion capitale était une *large bande osseuse moniliforme*, remplaçant sur une grande partie de sa largeur le grand ligament commun antérieur et unissant tous les corps vertébraux de la cinquième dorsale à la douzième, c'est-à-dire occupant tout le fond de la *concavité* rachidienne. Cette lésion n'était pas la seule ; quelques portions du ligament interépineux, quelques ligaments jaunes étaient partiellement ossifiés, et deux d'entre ceux-ci présentaient sur leur surface intra-rachidienne un *nodule osseux* du volume d'un gros pois ou d'une petite noïsette.

La pathogénie de cette affection devient ainsi des plus claires et son évolution si spéciale s'explique nettement. Dans une chute en arrière sur le dos ou dans la chute d'un corps pesant sur la région dorsale (ce sont les deux seules conditions à la suite desquelles on a jusqu'ici vu survenir la cyphose hérédo-traumatique), la convexité normale de cette partie du rachis se trouve violemment redressée ; un certain nombre de ligaments se trouvent rompus ou brusquement décollés, et, parmi eux, surtout le grand ligament vertibral antérieur ; c'est une « entorse » de la colonne vertébrale. Le choc est naturellement plus violent et la rupture ligamenteuse plus brusque, si là convexité normale du rachis dorsal était préalablement accrue par une voussure anormale ; or, beaucoup de gens d'un certain âge sont, personnellement et héréditairement, sujets à un certain degré de cyphose. La conséquence de ces ruptures ligamenteuses, sans doute aussi d'un certain degré de contracture des muscles périrachidiens, est la constitution rapide d'une cyphose, mais d'une cyphose modérée, non irréductible, et tout à fait susceptible d'amélioration dans les semaines qui suivent,

Puis le grand ligament antérieur, ayant ou non entraîné des parcelles de périoste ou de cartilage, s'ossifie ; et cette ossification, se produisant dans une région déjà concave, augmente progressivement, tout naturellement, la concavité. Ainsi se constitue lentement, au bout de quelques semaines ou de quelques mois, une gibbosité de plus en plus prononcée, irréductible cette fois, ou du moins très difficilement, lentement et par tiellement réductible. Sans doute, la déformation est encore d'autant plus rapide et plus marquée que le sujet, presque toujours un vieillard, avait, personnellement et héréditairement, plus de tendance à la voussure vertébrale, aux néoformations osseuses et aux ankyloses[1].

Une autre remarque doit être faite : c'est que d'autres ligaments auront pu être plus ou moins déchirés, et que ces sujets les répareront par des *néoformations osseuses* exubérantes aussi bien *dans le canal vertébral et dans les trous intervertébraux* qu'en dehors du rachis ; nous en avons eu la démonstration anatomique.

Ainsi s'explique que, dans la plupart des cas de cyphose jusqu'ici

---

[1] La remarque a d'ailleurs été faite que les ankyloses succèdent surtout aux arthrites, quel qu'en soit le siège et quelle qu'en soit la nature (traumatiques, blennorragiques, etc.), chez des sujets prédisposés.

observés, les douleurs aient été si vives, si persistantes, et si souvent à forme névralgique. Ainsi s'explique aussi une tendance à la spasmodicité par compression médullaire, observée une fois par Henle, et même des troubles plus graves, comme, par exemple, dans un cas que nous avons examiné récemment. Il s'agissait d'un homme qui, à la suite d'une chute sur le dos, avait aussitôt présenté de la cyphose avec douleurs vertébrales; puis les douleurs disparurent et la cyphose rétrocéda. Deux mois après, les douleurs reparurent, la cyphose augmenta progressivement et une paraplégie spasmodique s'installa.

Une conséquence thérapeutique nous paraît découler immédiatement de ces notions pathogéniques : c'est la nécessité du redressement continu très précoce, du décubitus dorsal, ou surtout du corset plâtré, appliqué de préférence sous le chloroforme et pendant la suspension ; ce traitement sera appliqué immédiatement si, quelques semaines ou quelques mois après un traumatisme rachidien, on voit se produire une gibbosité progressive. Peut-être ne préviendra-t-on pas ainsi l'apparition ultérieure d'accidents d'origine intrarachidienne ; on pourra du moins espérer arriver à temps pour que l'ossification du ligament commun antérieur se fasse sans entraîner de gibbosité.

Une autre conséquence est la suivante : sachant qne les accidents de compression sont dus à des nodules osseux néoformés, nodules sans doute situés le plus souvent au niveau des ligaments jaunes, on peut avoir l'espoir d'obtenir chirurgicalement de beaux résultats sur ce genre d'accidents.

Les deux variétés les plus fréquentes d'ankyloses vraiment générale de la colonne vertébrale sont : le rhumatisme vertébral chronique et la spondylose rhizomélique.

Dans le *rhumatisme chronique*, le grand surtout ligamenteux antérieur présente sur toute sa hauteur et sa largeur une ossification et un épaississement considérables ; cet épaississement est moniliforme et est beaucoup plus prononcé au niveau des disques intervertébreux, dont chacun est marqué par un volumineux ostéophyte ; ces ostéophytes prennent surtout une dimension considérable au niveau dela région lombaire. Ces ostéophytes constituent la caractéristique la plus saillante à première vue de cette forme de rhumatisme. Aussi est-ce à juste titre que le Dr J. Teissier lui a proposé la dénomination de rhumatisme vertébral *ostéophytique*[1].

La tendance à l'hyper-ossifiaciton *en saillie* se manifeste d'ailleurs sur toutes les parties du rachis; les corps vertébraux non soudés présentent, sur chacun de leurs contours inférieurs et supérieurs, une lèvre saillante de néoossification, de sorte que, si on regarde un corps vertébral par l'une de ses faces, supérieure ou inférieure, on voit que la surface en est souvent plus que doublée par une bande osseuse compacte néoformée, qui en occupe tout le pourtour[2]. Les apophyses épineuses, transverses,

---

1 J. Teissier, Rapport au Congrès de médecine, Liége, 1905.

2. D'après Rindfleisch *(Histologie pathol.)*, l'évolution serait la suivante : des végétations parties des disques formeraient des ecchondroses irrégulières, dentelées, qui, en s'ossifiant, réuniraient entre elles les vertèbres et constitueraient les ostéodhytes.

articulaires, les lames vertébrales sont épaissies, comme soufflées et plus ou moins soudées entre elles par l'ossification partielle des ligaments interépineux, costo-transversaires, articulaires, jaunes. Les trous intervertébraux sont irrégulièrement rétrécis par l'épaississement des pédicules voisins. Les disques intervertébraux sont partiellement ossifiés.

L'ossification peut être générale ou limitée plus spécialement à une partie de la colonne vertébrale, surtout à la région cervicale ou lombaire. Quand l'ossification est générale, le rachis peut être infléchi de façon très variable ; souvent il devient plus rectiligne qu'à l'état normal.

Dans la *spondylose rhizomélique* de Pierre Marie, les lésions sont absolument différentes. Rien ne distingue, à première vue, une colonne de spondylotique d'une colonne normale, si ce n'est son incurvation régulière et son absolue rigidité. Il y a cependant souvent continuité partielle entre les corps de certaines vertèbres lombaires ou cervicales, par ossification limitée du ligament commun antérieur ou de la partie toute antérieure des disques ; mais *nulle part on ne voit de saillie, nulle part d'ostéophytes.* Les corps vertébraux ne présentent aucune dilatation anormale, aucune hyperossification saillante de leurs contours supérieurs ou inférieurs. Les ligaments jaunes sont ossifiés sur presque toute l'étendue de la colonne, avec ou sans prédominance en certains régions ; mais il n'y a pas de saillie et notamment aucun nodule osseux comme nous en avons vu dans la cyphose hérédo-traumatique ; l'ossification se fait *fibre par fibre*, et l'on rencontre des fibres, osseuses à une extrémité ou aux deux extrémités, encore ligamenteuses en leur milieu. Les apophyses articulaires sont soudées entre elles par ossification de leurs manchons ligamenteux, souvent aussi par fusion de leur substance spongieuse. Les apophyses épineuses ont leur volume normal, elles sont seulement allongées et en partie soudées entre elles par ossification du ligament interépineux au niveau de la cyphose dorso-lombaire. Les disques intervertébraux sont restés épais et fibro-cartilagineux. Aucun trou intervertébral ne présente de retrécissement. Les côtes sont unies aux vertèbres par ossification des ligaments costo-vertébraux et costo-transversaires, sans que la forme normale de ces ligaments soit modifiée. L'importance de l'ossification est proportionnée à la valeur habituelle de chaque faisceau ligamenteux.

De par l'anatomie, il est donc nécessaire de distinguer complètement le « rhumatisme vertébral ostéophytique » de la Spondylose rhizomélique : en présence d'une colonne vertébrale ankylosée on reconnaît immédiatement si elle appartient à l'une ou à l'autre de ces affections et il n'y a certainement pas, entre ces deux maladies, où l'ankylose est aussi complète et aussi générale, une simple question de degré dans l'intensité du processus.

Y a-t-il entre ces deux formes anatomiques, si différentes, une relation pathogénique ? Cette question a été, dans ces derniers temps, des plus discutées ; pour la résoudre il faut envisager successivement la clinique, l'étiologie, l'analyse méthodique des lésions.

Le *rhumatisme vertébral chronique* s'observe presque exclusivement à

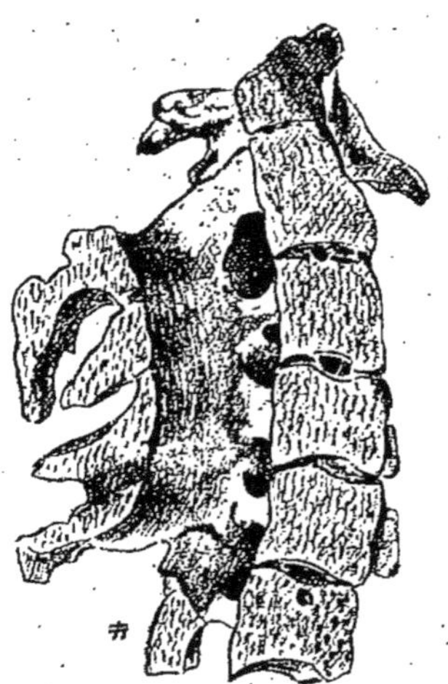

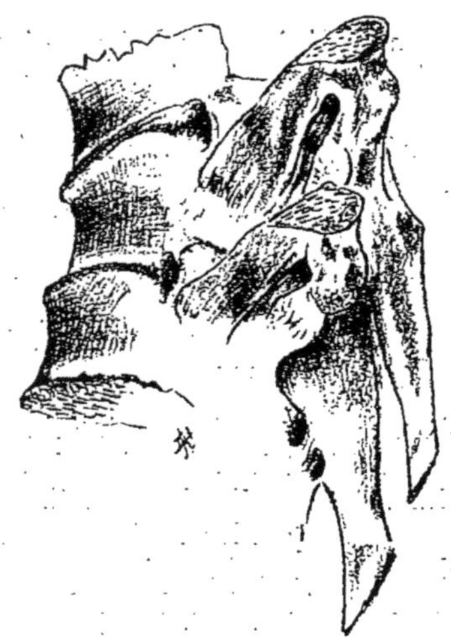

Fig. 4. — *Colonne cervicale* (coupe sagittale médiane).—Soudure des lames par ossification des ligaments jaunes ; les lames et les ligaments ne forment plus qu'une bande osseuse continue. — Intégrité des disques. — Soudure de l'arc antérieur de l'atlas à l'apophyse odontoïde.

Fig. 5. — *Colonne dorsale moyenne.* — Allongement des apophyses épineuses — Ossification des ligaments costovertébraux, surtout de leurs faisceaux supérieur et inférieur. — Ossification des ligaments costo-transversaires.

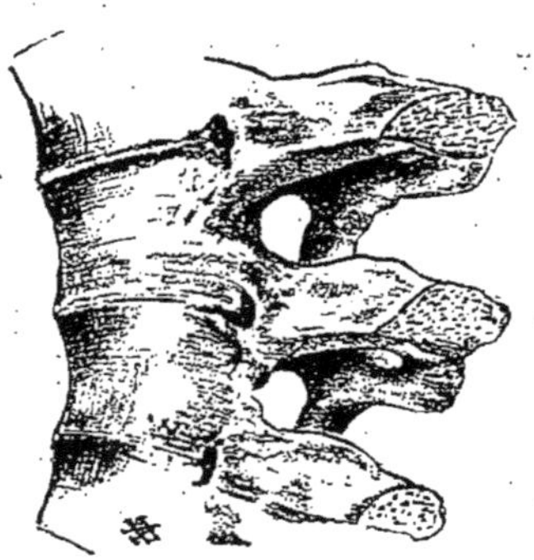

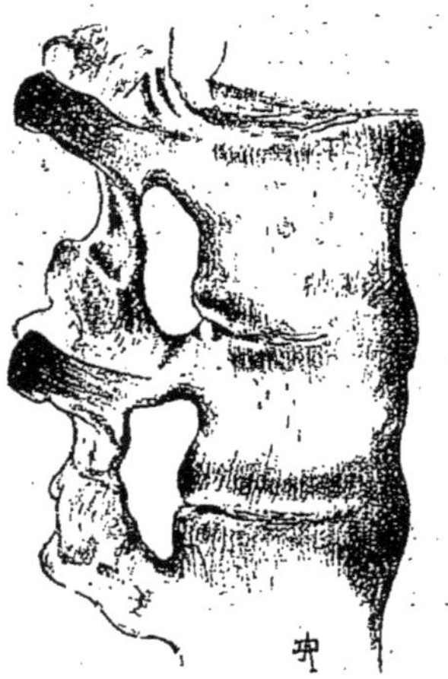

Fig. 6. — *Colonne dorsale moyenne.* — Ossification costo-vertébrale (faisceaux supérieur et inférieur) et costo-transversaire. Les faisceaux costo-vertébraux supérieurs et inférieurs sont normalement beaucoup plus puissants que le faisceaux moyens.

Fig. 7. — *Colonne lombaire.* — Tubérosités osseuses légères au niveau des disques par ossification de leur partie toute antérieure.

Sur toutes ces figures on remarquera l'absence absolue de tout ostéophyte volumineux soit à l'extérieur du rachis soit dans le canal rachidien ou au niveau des trous intervertébraux, l'ossification sur place, et *sans saillie*, fibre par fibre, des différents ligaments (jaunes, costo-vertébraux, costo-transversaires, articulaires) dont les divers faisceaux ont conservé à peu près, pour chacun d'eux, leur importance relative normale.

Ces dessins ont déjà paru dans la *Revue de Médecine* en 1899 et dans l'*Iconographie de la Salpêtrière* en 1906.

un *âge avancé,* à partir de 5o ans [1]. Les femmes sont aussi souvent, peut-être plus souvent, atteintes que les hommes. La localisation vertébrale n'est presque jamais la première en date, toujours ou *presque toujours les extrémités, les mains et les pieds, présentent déjà les déformations du rhumatisme chronique ;* plus rarement, mais non exceptionnellement, les hanches, les genoux, les épaules, toutes les grosses articulations, peuvent être atteintes aussi. Dans les antécédents on ne relève pas, en général, d'infection ou d'intoxication spéciale, mais, comme il s'agit de vieillards, il est bien difficile d'affirmer qu'une infection ou une intoxication, survenue dans le cours de l'existence, n'a pu avoir une action provocatrice.

L'influence du froid humide semble la même que pour le rhumatisme déformant, dont les altérations banales des mains accompagnent si communément la localisation vertébrale ; dans quelques cas, les courants d'air sur la nuque, les fenêtres ouvertes la nuit au-dessus de la tête, le couchage sur un sol humide ou contre des murs plâtrés, ont paru avoir peut-être une influence déterminante sur la localisation vertébrale.

En somme, l'étiologie du rhumatisme vertébral ostéophytique semble être la même que celle du rhumatisme déformant, qui a été clairement mise au point par J. Teissier et Roque dans leur article si soigneusement étudié du *Traité de Médecine.* La pathogénie est assurément la même, au moins dans tous les cas où les déformations des mains apportent une signature à la forme morbide. Sans doute, le système nerveux doit entrer en jeu, à un certain degré, dans cette pathogénie ; mais nous ne connaissons jusqu'ici que le cas de Touche où, à l'autopsie d'un rhumatisme vertébral ankylosant, on ait trouvé une plaque de pachyméningite [2]. Dans un cas de rigidité vertébrale, Bechterew aurait constaté de la leptoméningite, mais nous ne savons de quelle variété de rigidité vertébrale il s'agissait. Nous ne saurions affirmer cependant que dans certains cas des infections ou des intoxications ne soient capables de produire ces mêmes lésions du rhumatisme vertébral ostéophytique ; en particulier l'infection syphylitique semble capable de produire des altérations plus ou moins analogues.

La *spondylose rhizomélique* est une affection qui s'observe surtout dans *l'adolescence et la première partie de l'âge adulte,* entre 25 et 4o ans.

---

[1] Leyden et Golscheider, dans leur dernière édition des « maladies de la moelle » *(Spec. Pathol. und Therapie* de Nothnagel, 1897) disent que « l'arthrite déformante de la colonne vertébrale se limite tout particulièrement à l'âge le plus avancé, sinon même exclusivement ». Or, il est à remarquer que la figure qu'ils donnent représente un homme qui n'était nullement d'un âge très avancé et dont l'aspect des hanches, du thorax, des mains, montrent nettement qu'il s'agissait d'un cas de cette spondylose rhizomélique qui devait être isolée l'année suivante par P. Marie.

[2] D'après ce que nous avons dit du rétrécissement des trous intervertébraux et des exostoses prévertébrales dans cette forme d'ankylose vertébrale, on comprend qu'il n'est pas nécessaire d'invoquer l'existence d'une lésion des centres nerveux ou de leurs enveloppes pour expliquer les désordres nerveux que l'on rencontre très fréquemment dans le rhumatisme vertébral et que l'on n'observe jamais dans la spondylose rhizomélique. Les névralgies intercostales, crurales, sciatiques, les myal. gies, les amyotrophies, les troubles vaso-moteurs, les troubles cardiaques et oculo-pupillaires (si bien étudiés par J. Teissier et ses élèves, Mayet et Jouve, dans la localisation cervicale) s'expliquent fort bien par la simple compression des racines et des troncs nerveux sans lésion primitive des centres.

Elle est plus fréquente que le rhumatisme vertébral ostéophytique chez l'*homme* ; elle n'atteint la femme que tout à fait exceptionnellement.

Elle suit dans la colonne vertébrale une marche progressive, et généralement progressivement ascendante. En même temps que le rachis, les hanches s'ankylosent presque toujours plus ou moins ; l'ankylose s'étend aussi d'ordinaire, à un certain degré, aux épaules, aux genoux, aux sterno-claviculaires et aux temporo-maxillaires. Ce n'est que tout à fait exceptionnellement et tout à fait tardivement que l'ankylose peut frapper quelque autre articulation périphérique. Cette intégrité des petites articulations est le point que Strümpell avait déjà bien mis en lumière avant le travail de Pierre Marie. Les douleurs, au contraire, sont beaucoup moins limitées et peuvent s'étendre à toutes les parties du corps, mais en conservant le caractère de douleurs locales et sans affecter le caractère névralgique.

La spondylose rhizomélique est presque toujours, sinon toujours, consécutive à une *infection;* nous doutons de plus en plus actuellement qu'elle soit jamais diathésique. L'infection la plus fréquemment en cause est la *blennorragie;* elle se développe, en général, quelques années après une blennorragie, mais surtout après des blennorragies répétées ou après une chaude-pisse qui a laissé comme trace prolongée soit une goutte matutinale, soit seulement des urines un peu troubles indiquant un certain degré de cystite. Nous insistons, en passant, sur ce léger trouble urinaire, car il a besoin d'être recherché de parti pris, n'entraînant aucun trouble fonctionnel et ayant pourtant une grande importance pratique. C'est en le reconnaissant précocement que l'on pourra parfois instituer le seul traitement préventif de la spondylose : dans les cas où, par l'existence des douleurs, on pourra supposer une spondylose en voie d'évolution, il faudra, s'il existe le moindre trouble urinaire, tenter de prévenir la période ankylosante ascendante par des lavages répétés de la vessie.

La *tuberculose* est souvent aussi en jeu. En 1899, nous avions cité les observations de Suñol et de Hilton Fagge, comme dépendant probablement de la tuberculose. Le professeur Poncet (de Lyon) et ses élèves, Thévenot, Leriche, Levet, Montet, ont eu le grand mérite d'appeler l'attention sur la fréquence de cette étiologie ; Pic et Bombes de Villiers, Gerspacher ont, à leur tour, apporté une contribution à la spondylose rhizomélique de nature tuberculeuse; nous avons nous-même, depuis lors, observé des cas qui, certainement, ressortissent à la même étiologie. Et nous acceptons complètement pour toutes les infections en cause, blennorragie, tuberculose, peut-être rhumatisme articulaire aigu, etc., l'intervention des toxines microbiennes, que M. Poncet a adoptée comme explication pathogénique de la spondylose tuberculeuse.

Nous avions d'ailleurs nous-même écrit [1] : « Les différentes infections qui paraissent pouvoir avoir pour résultat commun la spondylose rhizomélique agissent sans doute par l'intermédiaire des produits microbiens, des produits solubles surtout, des *toxines :* la diffusion extrême des lésions dans la spondylose, maladie générale, l'extrême rareté du gonocoque dans les arthrites blennorragiques ordinaires, le font supposer; la marche par étapes de la spondylose, et souvent comme par propagation de bas

---

[1] Léri, la Spondylose rhizomélique *(Revue de médecine,* 1899, p. 818).

en haut, ne nous paraît pas nécessiter la présence du microbe lui-même
au niveau de tous les points successivement ou simultanément atteints ».

Résulte-t-il de cette étiologie que la spondylose rhizomélique est au
rhumatisme vertébral ostéophytique ce que le pseudo-rhumatisme infectieux est au rhumatisme déformant ? C'est possible : ce serait alors pour
la localisation vertébrale seule qu'une distinction anatomique aussi tran-
chée aurait été faite entre les deux types morbides ; il serait à souhaiter
que la même dissociation, anatomique et clinique, soit faite en ce qui
concerne les membres. Mais, jusqu'à présent, nous ne pouvons accepter
cette analogie sans quelques réserves.

Ce qui, pour nous, domine la pathogénie de la spondylose, c'est non
pas l'arthrite, mais l'*ossification des ligaments* : cette ossification se fait
sur place, fibre par fibre, sans prolifération osseuse exubérante, comme
on pourrait s'attendre à en trouver à la suite d'un processus inflamma-
toire ; cette ossification ressemble essentiellement, toutes proportions
gardées, à celle que nous avons vu se faire à la suite d'inflexion de la
colonne vertébrale par une fracture, une luxation ou une caverne tuberculeuse, mais loin du foyer traumatique ou infectieux, là où les ligaments
subissaient une forte traction. Les ligaments ossifiés dans la spondylose
étaient, d'ailleurs, surtout ceux qui occupaient la *convexité des courbures*,
par exemple le ligament interépineux, à la région dorsale cyphotique
la partie toute antérieure des disques au niveau des légères lordoses
cervicale et lombaire : cette distribution de l'ossification n'aurait pu être
mieux placée pour *limiter* l'inclinaison de la colonne vertébrale, et il était
à supposer qu'elle était secondaire, nécessitée par l'adaptation fonctionnelle, et que la lésion primitive était une tendance à la flexion, un
ramollissement osseux.

En faveur de cette raréfaction osseuse primitive plaidait encore l'incurvation régulière et toujours accentuée du rachis, la réduction facile de la
courbure, dans plusieurs cas, sous la seule influence de la pesanteur,
l'aplatissement constant et très remarquable du thorax et du bassin Il
nous fallait des preuves anatomiques directes : nous les avons eues par
les autopsies et par les radiographies.

Dans une autopsie, faite avec M. Pierre Marie[1], nous avons constaté
l'extrême minceur et la friabilité anormale des os, la diminution du tissu
compact, et près des articulations, cavité cotyloïde, tête fémorale, etc.,
et loin de toute articulation, fosses iliaques, apophyses transverses,
fémur, tibia, etc. Cette friabilité anormale avait déjà été notée par
H. Fagge.

En même temps, nous avons constaté que l'ankylose de la hanche
était avant tout périphérique, qu'un bourrelet osseux occupait la place
du bourrelet fibro-cartilagineux normal, et que, si la fusion des surfaces
articulaires aurait pu peut-être se produire ultérieurement, elle se serait,
en tout cas, produite très tardivement.

Ainsi se trouvait justifiée notre hypothèse antérieure, à savoir : si, en
dehors du rachis, les articulations des hanches, des épaules, des
genoux, les sterno-claviculaires et les temporo-maxillaires s'ankylosent

1 *Iconog. de la Salpêtr.*, n° 1, 1906.

seules (bien que les douleurs soient beaucoup plus diffuses), c'est parce que ces articulations sont celles, *et toutes celles*, qui possèdent un puissant renforcement à leur sangle ligamenteuse sous forme d'un bourrelet ou d'un ménisque.

Dans une radiographie prise en 1898, nous avions cru remarquer l'enfoncement de la colonne lombaire entre les os iliaques, la bascule du sacrum, la forme presque ostéomalacique du bassin, mais la radiographie n'avait pas été prise avec tout le soin désirable et ne présentait pas une netteté suffisante pour qu'on puisse en tirer une conclusion ferme. M. le Dr Béclère a bien voulu nous prêter l'appui de son autorité si incontestée en matière radiologique, et nous l'en remercions sincèrement. Il a radiographié à notre demande la colonne vertébrale de deux sujets, l'un atteint de spondylose rhizomélique typique, l'autre de rhumatisme vertébral ankylosant avec atteinte des hanches et des mains : à première vue, les deux radiographies diffèrent essentiellement.

M. Béclère nous a remis la note suivante, qui est des plus concordantes avec nos examens antérieurs :

1º RHUMATISME VERTÉBRAL CHRONIQUE

a) *Colonne vertébrale :*
Premier caractère : Déformation du corps des vertèbres par élargissement de l'extrémité supérieure et de l'extrémité inférieure et par exagération de la cannelure circulaire.
Deuxième caractère : Les disques intervertébraux sont manifestement plus transparents que les corps.
Troisième caractère : Il n'y a pas ou à peine de bande opaque verticale correspondant aux ligaments.
b) *Bassin :* Pas de déformation notable du bassin ; pas de transparence anormale des fosses iliaques osseuses.

2º SPONDYLOSE RHIZOMÉLIQUE

a) *Colonne vertébrale :*
Premier caractère : Absence de déformation des corps vertébraux presque cylindriques.
Deuxième caractère : Les disques ne sont pas plus transparents que les corps.
Troisième caractère : Les uns et les autres sont recouverts par une large bande à bords parallèles ; en dehors de cette bande dépassent les parties les plus externes des corps vertébraux remarquables par leur transparence anormale: les apophyses présentent une remarquable transparence.
b) *Bassin :* 1º Déformation.
2º Transparence anormale des fosses iliaques osseuses.

Il ne peut y avoir, ce nous semble, de meilleure démonstration des deux faits suivants :

1º Le rhumatisme vertébral chronique ankylosant diffère essentiellement de la spondylose rhizomélique ;

2º Ce qui domine dans la spondylose, c'est la raréfaction osseuse avec ossification ligamentaire : on peut presque dire que « la spondylose est une ostéomalacie ». L'ossification ligamentaire serait une tendance réparatrice, une adaptation fonctionnelle [1].

---

[1] Cette puissance d'adaptation est considérable et fait l'incurabilité des ankyloses spondylotiques. Nous n'en voulons pour preuves que les tentatives chirurgicales jusqu'ici tentées : M. Routier avait fait une résection de deux hanches, il y eut reproduction très rapide ; M. Nélaton fit une seconde tentative qui eut le même insuccès ; le même chirurgien fit une troisième tentative, mais cette fois en interposant un muscle entre les surfaces osseuses ; l'ossification se forma *dans le muscle,*

Aux temps les plus confus de son histoire, le rhumatisme comprenait l'ensemble des *arthropathies* aiguës et chroniques ; bien des arthropathies en ont été retranchées depuis lors sans que son cadre se soit notablement éclairci ; nous croyons qu'il ne faut pas le charger plus encore en lui ajoutant toutes les ostéopathies portant plus ou moins près des épiphyses. Dans leur article tout récent, si documenté et si approfondi sur l'anatomie pathologique du rhumatisme tuberculeux, MM. Poncet et Leriche lui décrivent comme fréquent un « stade ostéomalacique » précédant le processus plastique et hypérostosant. Si cela est, il faut tendre, à notre sens, à séparer cliniquement cette forme des arthropathies rhumatismales vulgaires, tuberculeuses ou non. Le fait n'a pas encore été possible pour les articulations des membres : il l'est devenu pour la colonne vertébrale ; la dissociation a été faite d'abord cliniquement grâce à l'observation judicieuse de M. Pierre Marie ; l'anatomie l'a ensuite entièrement justifiée : il y a donc tout lieu de conserver à ce fait acquis toute sa valeur, en réservant à chacune des formes une dénomination bien distincte. Il est possible que, plus tard, on reconnaisse aux pseudo-rhumatismes d'infection une origine ostéopathique : ce jour-là, il faudra les séparer nettement du ou des rhumatismes essentiellement arthropathiques. Pourquoi laisser dans le même groupe les arthropathies et les ostéopathies, parce qu'elles peuvent être toutes deux d'origine tuberculeuse? Il faudrait alors décrire comme une même affection la pleurésie tuberculeuse et la tuberculose pulmonaire.

La spondylose doit être également séparée du « rhumatisme fibreux » de Jaccoud auquel on a voulu plus récemment la ramener : cette variété morbide frappe avec prédilection les tissus périarticulaires, mais primitivement, au moins jusqu'à plus ample informé, et détermine volontiers des ankyloses, mais desa nkyloses fibreuses.

Pour déterminer l'ostéopathie vertébrale raréfiante et l'ossification ligamenteuse consécutive de la spondylose, le virus toxi-infectieux agit-il directement sur le rachis ou par l'intermédiaire du système nerveux? Les deux hypothèses sont permises, mais l'absence de tout trouble d'origine nerveuse (névralgies, myalgies, amyotrophies, troubles cardiaques et oculo-pupillaires si communs dans le rhumatisme vertébral), l'absence de toute lésion notable de la moelle et de ses enveloppes dans deux de nos autopsies nous font considérer la première hypothèse,

en dehors, par conséquent, de tout tissu articulaire ou périarticulaire, et l'ankylose se reproduisit immédiatement. La connaissance de cet insuccès (que nous avons eue tout récemment, grâce à l'obligeance de M. Nélaton, nous fait abandonner l'idée qu'on pourrait remédier aux ankyloses, une fois la période ostéomalacique passée, en réséquant, en même temps que les surfaces articulaires, les ligaments et leurs renforcements, bourrelets et ménisques.

De cette étude pathogénique nous ne voyons à tirer jusqu'ici comme indications thérapeutiques que les suivantes : mobilisation précoce des articulations qui tendent à s'ankyloser ou immobilisation précoce en bonne position (en particulier pour la colonne vertébrale), utilisation de la pesanteur comme force passive (par exemple, traversin sous la nuque et absence d'oreillers pour redresser la tête fléchie), lavages précoces de la vessie en cas d'indications fournies par des urines légèrement troubles. La thérapeutique médicamenteuse a, jusqu'ici, été sans résultat : l'acide phosphorique seul aurait cependant donné un succès à M. Claisse après avoir échoué chez des malades de M. Pierre Marie, celle de l'action directe du virus sur le rachis, comme beaucoup plus vraisemblable[1].

Le développement un peu long que nous avons donné à cette étude pathogénique de la spondylose était nécessaire pour montrer que, à notre sens, la spondylose doit être définitivement séparée du rhumatisme vertébral vulgaire, mais elle peut n'être qu'un échelon nouveau dans la dissociation du rhumatisme chronique, et peut-être un certain nombre de faux rhumatismes viendront-ils plus tard s'ajouter au groupe dans lequel elle est actuellement isolée.

---

[1] Un autre caractère distinctif entre le rhumatisme chronique et le spondylose rhizomélique paraît exister dans l'analyse des urines; il sera peut-être de nature ultérieurement à mieux éclairer leur pathogénie. Douze observations urologiques complètes de *rhumatismes chroniques* ont donné à Barjon (thèse de Lyon, 1897) des résultats absolument concordants : il y a diminution de tous les éléments, à l'exception des chlorures qui sont normaux et de *l'acide urique qui est toujours en excès.* L'analyse des urines de quatre malades atteints de *spondylose rhizomélique* nous a montré chez tous une diminution de tous les éléments, à l'exception des chlorures qui sont augmentés ; or l'abaissement porte surtout sur *l'acide urique qui est diminué,* et le plus souvent considérablement, *jusqu'à 1/10 de la quantité normale.* Ces recherches seraient fort intéressantes à reprendre, il serait notamment intéressant de savoir si l'acide urique n'est pas diminué dans les pseudo-rhumatismes infectieux. L'intérêt n'en serait pas seulement théorique, il permettrait peut-être d'arriver à des notions thérapeutiques et de savoir par exemple quels cas peuvent être justiciables de l'acide phosphorique ou de telle autre médication.